LIVRO DE RECEITAS AIP DE HASHIMOTO

Receitas deliciosas para prevenir problemas na tireoide

ÍNDICE

Introdução

Este livro foi criado para o ajudar a utilizar os alimentos para criar um intestino saudável, o que o ajudará a cuidar da sua tiróide.

Os capítulos seguintes apresentar-lhe-ão a mecânica da glândula tiróide, como suporta o seu corpo, e o que ocorre quando este não está a funcionar correctamente. Os problemas comuns com a glândula tiróide são introduzidos e explicados. Os problemas, que vão desde um ligeiro inchaço não ameaçador até algo mais insidioso como o cancro, são descritos e resumidos de forma mais simples. Incluem uma descrição, uma lista de sintomas, e as instruções habituais. Algumas pessoas estão em maior risco do que outras, e este livro irá descrever quais os factores que o podem colocar em maior risco para que possa ser mais proactivo em relação à sua saúde.

É importante salientar que a inflamação é uma ocorrência natural no interior do corpo. É um mecanismo de limpeza que elimina as toxinas e impurezas. É a primeira fase do processo de cura que inicia outras actividades auto-imunes para se pôr em marcha.

Há, no entanto, um lado negativo nesta situação. Quando a inflamação começa a tornar-se crónica, duradoura, e fora de controlo. Isto é quando as coisas começam a tornar-se um problema. Se não for controlada, irá estimular um número cada vez maior de células imunitárias a serem recrutadas para uma batalha interminável para evitar doenças e afecções graves.

Nos casos mais extremos, esta resposta inflamatória pode começar a contribuir para o problema, uma vez que os tecidos saudáveis começam a ficar debaixo de fogo. O sistema imunitário do corpo vira-se contra si próprio. É nesta altura que podem surgir as doenças auto-imunes mais crónicas.

Infelizmente, este é um problema generalizado que enfrentamos actualmente em todo o mundo, especialmente nas nações ocidentais que desenvolveram hábitos alimentares e de estilo de vida muito pobres. Estamos a combinar uma mistura de má nutrição, inactividade física, toxinas ambientais, medicamentos farmacêuticos em excesso, para além de trabalhos stressantes, e uma falta de sono adequado.

Mas mais importante ainda, como melhor se preparar e lidar com estas consequências. Para proporcionar as medidas práticas que se podem tomar todos os dias para travar a inflamação crónica no seu caminho. Para inverter os sintomas e as condições que possa estar a sofrer devido às más escolhas de estilo de vida existentes.

Nesse sentido, este deve ser um ponto de partida. Deve estar sempre a consultar o seu médico de clínica geral local e estar sob a orientação de profissionais de saúde ao empreender qualquer mudança alimentar significativa na sua vida. Especialmente se acredita já estar a sofrer de inflamação crónica ou doenças auto-imunes.

Contudo, as intervenções dietéticas e de estilo de vida serão sempre, na minha opinião, as melhores medidas preventivas a longo prazo. Os alimentos são um componente importante para manter uma tiróide saudável e equilibrar uma tiróide deficiente. Por conseguinte, os últimos capítulos deste livro centrar-se-ão na dieta e nos alimentos que precisa de consumir a fim de manter uma tiróide saudável. Há certos alimentos que deve incluir na sua dieta, outros que só deve consumir com moderação, e depois outros que deve evitar completamente. Um plano de dieta não estaria completo sem uma orientação e algumas receitas fáceis de seguir!

Aguarde com expectativa o apoio à sua tiróide seguindo o plano de dieta de 2 semanas e utilizando as receitas na conclusão deste livro.

As doenças e perturbações da tiróide tornaram-se hoje em dia galopantes. Embora não se possa encontrar uma razão real para o aumento destas doenças, pode-se certamente dizer que elas estão a causar muita dor e angústia a milhões de pessoas em todo o mundo. Muitas vezes, as doenças relacionadas com a tiróide são auto-imunes e, portanto, muitas vezes incuráveis. Uma dessas doenças auto-imunes é a doença de Hashimoto, que também é conhecida como tiroidite Hashimoto. Embora não exista cura para esta doença, existem Direcções específicas e mudanças no estilo de vida que podem ajudar a reduzir a dor e a combater a doença, de modo a viver uma vida saudável e feliz. Este livro irá guiá-lo através destas Instruções s com um enfoque particular na alimentação e dieta.

A doença de Hashimoto afecta a sua tiróide, enganando o corpo e levando-o a pensar que a sua tiróide é um vírus. Assim, o seu sistema imunitário torna-se activo, e começa a atacar a sua tiróide. A tiróide é uma glândula importante, pois regula o crescimento, a temperatura, o metabolismo e a energia do corpo. O hashimoto pode levar ao desenvolvimento do hipotiroidismo, onde o corpo não produz hormonas suficientes.

Neste livro abrangente, não só lhe dizemos que alimentos podem prejudicar e curar a sua tiróide, mas também lhe trazemos muitas receitas simples e deliciosas para o dia-a-dia, que fazem da alimentação saudável um verdadeiro deleite. Se suspeita que a sua tiróide é um problema ou se lhe foi diagnosticado hipotiroidismo e está pronto para melhorar o seu bem-estar, continue a ler!

Cura de Hashimoto's com a AIP

A doença de Hashimoto é uma doença auto-imune e a principal causa de hipotiroidismo, ou tiróide subactiva. Neste capítulo, iremos explorar o que está a acontecer no corpo a nível funcional, a importante ligação entre a dieta e as doenças auto-imunes, e como o protocolo paleo auto-imune (AIP) pode ajudar os doentes com Hashimoto a reduzir ou mesmo eliminar os sintomas problemáticos. A PIA é uma versão mais rigorosa da dieta Paleo, e foi concebida para reduzir a inflamação, curar o intestino, e apoiar a saúde geral da tiróide.

A ligação entre a dieta e os distúrbios auto-imunes

Em geral, a doença auto-imune é aquela em que o sistema imunitário ataca erroneamente o corpo. Existem muitas teorias sobre as causas das doenças auto-imunes; alguns cientistas acreditam que estas condições são o resultado de o sistema imunitário atacar falsamente a glândula tiróide, enquanto outros acreditam que são o resultado de o sistema imunitário cair vítima do vírus Epstein-Barr. Independentemente da causa, a investigação científica confirma a ligação entre a dieta e as desordens auto-imunes. Tanto os profissionais como os pacientes concordam que os alimentos podem ter um impacto tremendo na gestão das doenças auto-imunes, e vários estudos demonstraram que os alimentos têm o poder de curar o corpo e aliviar os sintomas associados às doenças de Hashimoto e outras doenças auto-imunes.

Noções básicas do Sistema Imunitário

O sistema imunitário é uma rede complexa de células, proteínas, tecidos e órgãos que trabalham em conjunto para proteger o corpo de infecções.

Como a nossa pele é a camada exterior de defesa do corpo, o nosso sistema imunitário é a camada interior de defesa, detectando e protegendo contra vírus, bactérias, parasitas, fungos, e outros microrganismos potencialmente perigosos.

Existem muitas camadas de defesa que trabalham em conjunto para proteger o corpo contra infecções e doenças, e é isto que torna o sistema imunitário tão complexo. Mesmo o sistema imunitário pode ser decomposto em subsistemas. Num sistema imunitário saudável, estes sistemas trabalham em conjunto para reconhecer, neutralizar, e combater os agentes patogénicos que entram no corpo.

O sistema imunitário deve saber quando tem de lutar contra as células do próprio corpo que podem ter-se transformado em algo potencialmente perigoso, tal como as células cancerosas. Um sistema imunitário que funcione correctamente pode diferenciar entre células que são do corpo e células que não são, e, mais importante, pode reconhecer se essas células são úteis ou prejudiciais.

Se o sistema imunitário confundir células saudáveis com células estranhas ou não saudáveis, irá gerar anticorpos para combater estas células e tecidos saudáveis, resultando em danos. Com o tempo, esta resposta imunitária defeituosa pode levar a doenças auto-imunes.

No caso de Hashimoto, o corpo identifica erradamente as células que produzem a hormona tiróide como invasores estranhos, causando uma resposta imunitária que interfere com o funcionamento da glândula tiróide e a produção de hormonas tiróides.

Pensa-se que os factores genéticos e ambientais desempenham um papel importante no desenvolvimento, aparecimento e duração das doenças auto-imunes.

O Problema do Vazamento do Estômago

Vazamento intestinal é uma frase popular utilizada para descrever o que a comunidade médica chama de "aumento da permeabilidade intestinal". Os intestinos têm um revestimento protector que é responsável por impedir que antigénios, toxinas, bactérias e outros agentes patogénicos deixem os intestinos e sejam absorvidos pela corrente sanguínea. Contudo, quando este revestimento intestinal é comprometido - como resultado de factores ambientais, hereditariedade ou doenças - começa a permitir a fuga de substâncias estranhas ou toxinas ("fuga") para fora do sistema digestivo e para dentro do sangue. Este fenómeno pode promover uma resposta imunitária que pode causar ou agravar as condições auto-imunes. As modificações da dieta e do estilo de vida que protegem o intestino são uma parte importante do tratamento para qualquer pessoa que viva com uma condição auto-imune.

Doença de Hashimoto

O Hashimoto é uma condição auto-imune que ocorre quando o sistema imunitário do corpo se desidentifica e ataca o tecido saudável da glândula tiróide. Ao longo do tempo, esta resposta resulta em hipotiroidismo. De acordo com a Associação Americana da Tiroide, o hipotiroidismo é uma condição caracterizada por um nível anormalmente baixo de actividade na glândula tiróide, o que significa que não produz hormona tiróide suficiente para manter o corpo a funcionar correctamente. A doença de Hashimoto é a principal causa do hipotiroidismo na América, mas nem todos os que são diagnosticados com a doença de Hashimoto desenvolvem o hipotiroidismo. A tiroidite de Hashimoto envolve inflamação da glândula tiróide, geralmente causada por um ataque auto-imune ou uma infecção viral. Com o tempo, esta inflamação crónica pode danificar a glândula tiróide e levar ao hipotiroidismo.

Infelizmente, é inteiramente possível ter Hashimoto sem sintomas durante um período prolongado, o que torna a identificação e o tratamento da doença ainda mais difícil. Muitas pessoas sofrem silenciosamente durante anos, pensando que a sua fadiga, dores, ou nevoeiro cerebral são apenas parte da vida, desconhecendo que estes sintomas estão a ser causados por Hashimoto. Uma vez que os sintomas revelam finalmente a sua ligação à doença, muitas pessoas encontram-se demasiado doentes e exaustas para levar a cabo a grande tarefa de rever a sua dieta e estilo de vida para facilitar a cura.

Muitos dos sintomas de Hashimoto têm um impacto negativo tanto no corpo como na mente. Este impacto torna o processo sempre importante de autocuidado ainda mais difícil. Muitos dos sintomas são vagos e difíceis de identificar de imediato; desenvolvem-se ao longo do tempo com um ataque lento e prolongado à tiróide. Alguns dos sintomas mais gerais de Hashimoto incluem:

- Aumento de peso

- Fadiga

- Sonolência

- Nevoeiro cerebral ou dificuldade de concentração

- Obstipação

- Infertilidade

Alguns dos sintomas mais específicos que ajudam a identificar a doença de Hashimoto incluem:

- Cabelo, pele e unhas secas

- Queda de cabelo anormal ou sobrancelhas desbastadas

- Aumento da sensibilidade ao frio

- Puffiness ou palidez no rosto

- Dores musculares

O Hashimoto, que é mais prevalecente nas mulheres do que nos homens, apresenta-se com sintomas que são especialmente difíceis de tratar porque afectam simultaneamente a saúde física e mental de várias formas. Viver numa cultura que valoriza a magreza sobre a saúde é especialmente frustrante para aqueles que enfrentam esforços teimosos de perda de peso ou, pior ainda, ganhos de peso incontroláveis. Este fenómeno afecta tanto a saúde mental como física dos indivíduos que se sentem frustrados com a sua falta de controlo sobre o seu corpo e a sua saúde. Além disso, o nevoeiro cerebral e a fadiga extrema associada a Hashimoto tornam muito difícil a concentração na restauração da saúde através de modificações na dieta e no estilo de vida.

Quando é mais do que Hashimoto?

As doenças auto-imunes podem co-ocorrer. Por exemplo, muitas pessoas com Hashimoto sofrem de outras doenças como a doença celíaca ou alergias alimentares, e pode ser frustrante quando as modificações da dieta para estes diferentes diagnósticos se contradizem, como frequentemente acontece.

Felizmente, o protocolo paleo auto-imune (AIP) não é exclusivamente para aqueles que têm Hashimoto's. Embora seja um dos protocolos de eliminação mais restritivos, a PIA é também o protocolo mais frequentemente prescrito para condições auto-imunes que vão desde a doença celíaca à artrite reumatóide, porque remove os principais estímulos dietéticos que podem causar inflamação e reacções indesejadas numa variedade de cenários de doenças diferentes.

Embora a AIP possa ser difícil de implementar, pode aliviar a necessidade de ligar duas dietas diferentes para duas condições diferentes. Em muitos casos, seguir a PIA pode ser a forma mais rápida e fácil de abordar a causa raiz de muitos dos sintomas provocados por doenças auto-imunes em geral.

Como a Dieta Afeta Hashimoto's

Abordar a causa raiz dos sintomas de Hashimoto e controlar a doença é impossível sem abordar a saúde intestinal, que é o que uma dieta reparadora e curativa pode fazer. As fugas no intestino são um grande problema para aqueles que vivem com a doença de Hashimoto ou outras condições auto-imunes, e devem ser abordadas a fim de experimentar uma verdadeira cura. Uma fuga de intestino pode contribuir para o estado geral de doença do corpo e agravar os sintomas de Hashimoto; portanto, um protocolo dietético de cura do intestino é crítico. Uma combinação da dieta certa e das intervenções certas no estilo de vida pode ajudar a restaurar a função da tiróide e minimizar ou mesmo eliminar sintomas comuns como fadiga, perda de cabelo, aumento de peso, e depressão.

Neste momento, não há cura conhecida para a doença de Hashimoto, pelo que o principal objectivo do tratamento nutricional médico para esta condição é reduzir o nível de inflamação no corpo e acalmar a resposta imunitária. Trabalhando para temperar a inflamação e curar o revestimento do intestino através de intervenções dietéticas e de estilo de vida, podemos começar a gerir e tratar os sintomas que resultam desta condição frustrante. O Hashimoto afecta cada pessoa de forma diferente, tornando a abordagem para definir uma dieta óptima para a população quase impossível - daí a importância de cuidados e dieta individualizados. Uma dieta saudável, adaptada às necessidades únicas de um indivíduo, oferece o maior potencial para reduzir ou mesmo inverter os sintomas de Hashimoto.

O Protocolo Paleo-Auto-imune

O protocolo paleo auto-imune é uma abordagem comprovada ao bem-estar, incluindo tanto as modificações alimentares como o estilo de vida. No entanto, para efeitos deste livro, concentrar-nos-emos principalmente na componente dietética.

Como funciona o Protocolo?

A dieta Paleo, da qual deriva a AIP, envolve uma forma de alimentação que pode ter sido semelhante à dos primeiros caçadores e colectores antes do advento das práticas agrícolas. Concentra-se na carne, fruta, legumes, frutos secos e sementes. A PIA mais rigorosa (que elimina frutos secos e sementes) centra-se no consumo de uma grande variedade de alimentos anti-inflamatórios e na prevenção de alimentos nas seguintes categorias (ver a lista completa aqui):

• Lacticínios

- Glúten e grãos

- Ovos

- Leguminosas

- Legumes de sombra

- Frutos de casca rija e sementes

- Açúcar adicionado

- Aditivos alimentares, edulcorantes artificiais, óleos vegetais transformados

- Álcool

Lembre-se, o objectivo do protocolo não é eliminar estes alimentos da sua vida para sempre. Ao evitar estes alimentos durante algum tempo, está a permitir que o corpo se cure e se prepare para a fase de reintrodução do protocolo. É também importante lembrar o pagamento a longo prazo por este inconveniente temporário: Estudos demonstraram que seguir a AIP pode ajudar a reparar fugas no intestino, alterar a permeabilidade intestinal e promover a cura a partir de uma vasta gama de condições auto-imunes.

Pode perguntar: "O que é que posso comer na AIP? Boa pergunta. Durante a fase de eliminação, é tão importante desfrutar de refeições nutritivas e nutritivas como limitar os alimentos inflamatórios. Em geral, os seguintes alimentos anti-inflamatórios são permitidos durante a fase de eliminação do protocolo (ver a lista completa aqui):

- Carne e peixe selvagens

- Leite de coco

- Óleos feitos de abacate, azeitonas ou coco

- Pequenas quantidades de mel em bruto ou xarope de ácer puro

- Ervas frescas

- Alimentos fermentados sem lacticínios

- Vinagre

- Chás de ervas

- Vegetais (excepto pernoite)

- Pequenas quantidades de fruta e batata doce

- Caldo de osso caseiro

Estes alimentos ricos em nutrientes e anti-inflamatórios ajudarão a curar o intestino e a acalmar a resposta imunitária. São consumidos enquanto os alimentos suspeitos de causar inflamação são eliminados. Se a AIP parecer restritiva, basta lembrar: a sua duração é temporária, mas os seus efeitos positivos são duradouros.

Quão temporário? Há duas fases principais da AIP: uma fase de eliminação e uma fase de reintrodução.

Durante a fase de eliminação, todos os alimentos inflamatórios são eliminados. Esta fase não deve ser inferior a 30 dias e normalmente dura de 60 a 90 dias para permitir ao corpo o tempo adequado para se curar e ser nutrido.

Durante a fase de reintrodução, os alimentos são adicionados um a um à dieta, seguindo um calendário de reintrodução específico. No final desta fase, terá uma dieta personalizada adaptada às suas próprias necessidades de saúde específicas.

Considerações para Hashimoto's

A AIP é suficientemente abrangente por si só para proporcionar o alívio dietético necessário aos que têm Hashimoto, mas aqui estão alguns nutrientes importantes a que deve prestar especial atenção se tiver esta condição. Nota: A reintrodução de alimentos contendo glúten não é recomendada. É amplamente aceite que todos os pacientes de Hashimoto devem abster-se de alimentos que contenham glúten a longo prazo.

Em tempos pensou-se que a deficiência de iodo e iodo era a única causa do hipotiroidismo, por isso, durante algum tempo, a suplementação com iodo foi o tratamento padrão. Embora a suplementação de iodo possa ser útil para alguns indivíduos, estudos mais recentes mostraram que o processo da doença é muito mais complicado e não pode simplesmente ser tratado apenas com a suplementação de iodo.

O cálcio é fundamental para apoiar tanto a função imunológica como a tiróide. O hipotiroidismo pode inibir o metabolismo do cálcio e é conhecido por ser uma das principais causas de osteoporose.

Vitamina D De acordo com um estudo publicado no International Journal of Health Studies em 2013, o grau e gravidade do hipotiroidismo pode estar significativamente associado aos níveis de vitamina D e cálcio. O rastreio e tratamento adequado de tais deficiências é uma parte importante da gestão do hipotiroidismo.

O selénio é um nutriente essencial para apoiar o metabolismo saudável da tiróide, e estudos têm demonstrado que pode ajudar a reduzir os anticorpos de Hashimoto.

O zinco desempenha um papel importante no apoio à função tiroideia e imunitária. Uma deficiência de zinco pode comprometer a função imunitária, enquanto quantidades adequadas de zinco podem ajudar a aumentar a forma disponível da hormona activa da tiróide.

Também vale a pena mencionar os vegetais cruciferos como brócolos, couve-flor, couve, choy de bok, e couves-de-bruxelas. Estes vegetais foram em tempos restringidos para aqueles com doenças da tiróide, mas a literatura científica recente não apoia esta recomendação, e os benefícios para a saúde deste grupo alimentar são demasiado substanciais para serem ignorados. Embora não seja recomendado o consumo de uma grande quantidade de vegetais cruciferos crus, uma dieta que inclua uma vasta gama de frutas e vegetais, incluindo muitas opções de cruciferos cozinhados, é mais benéfica.

Quando Reintroduzir os Alimentos?

Como mencionado anteriormente, o objectivo da AIP não é o de restringir todos os grupos alimentares indefinidamente. De facto, não é recomendado continuar a fase de eliminação do protocolo para além dos 90 dias sem a supervisão de um profissional médico. A maioria das pessoas que seguem a AIP estritamente durante 60 a 90 dias de experiência, resulta drasticamente sob a forma de sintomas muito reduzidos da sua condição auto-imune. Se a redução dos sintomas não for observada durante o período de eliminação, desejará acompanhar o seu prestador de cuidados de saúde para garantir que nenhum problema subjacente necessita de ser tratado para além das intervenções dietéticas.

A maioria das pessoas irá experimentar algum alívio dos sintomas dentro de 30 a 60 dias após o início da fase de eliminação do protocolo.

Uma vez que se sinta suficientemente bem para iniciar a fase de reintrodução, os alimentos devem ser reintroduzidos numa ordem específica. A estratégia de reintrodução baseia-se na densidade de nutrientes de cada alimento e na probabilidade de causar uma resposta inflamatória. Para um guia mais detalhado da implementação da fase de reintrodução, ver "Como Reintroduzir Alimentos". Este recurso inclui um rastreador de sintomas para o ajudar a monitorizar o seu programa de reintrodução de alimentos e as respostas ao mesmo.

Receitas fáceis, nutritivas e densas

Como se fazem receitas simples e saudáveis que sabem bem e aderem a um protocolo rigoroso como a AIP? Combina os conhecimentos nutricionais de um dietista registado com os conhecimentos culinários de um chefe de cozinha.

Quando expliquei ao meu marido cozinheiro o que são os tacos de dormir e porque não os pode usar, ele mostrou-me o que são roulade, chimichurri, e molho agrodolce e como podem ser deliciosos.

Desde a planificação de receitas no final da noite até grandes jantares durante os quais amigos e familiares testaram o gosto das nossas criações, descobrimos a alegria de trabalhar em conjunto numa capacidade profissional.

Ficámos frustrados com receitas que simplesmente não funcionavam sem os ingredientes tradicionais a que estamos habituados, e celebrámos pequenas vitórias quando algo se revelou muito melhor do que o esperado (como a AIP-Friendly Fried Chicken). Aprendi como diferentes técnicas de cozinha poderiam mudar drasticamente e melhorar o sabor de um prato, e ele aprendeu que os aminos líquidos de coco fazem um substituto bastante aceitável do molho de soja. No final, conseguimos combinar sabor e nutrição para criar os 105 pratos fáceis, saborosos e densos em nutrientes contidos neste livro.

O livro de receitas AIP Hashimoto elimina a necessidade de navegar na web para os seus pequenos-almoços, almoços, jantares e lanches favoritos aprovados pela AIP, e junta-os a todos, juntamente com alguns novos favoritos. Cada receita contém uma combinação maravilhosa de ingredientes anti-inflamatórios ricos em nutrientes que são livres de factores inflamatórios comuns que agravam os sintomas. Se vive com Hashimoto e está pronto para seguir a AIP, curar o seu instinto, e aliviar os sintomas de Hashimoto, basta escolher algumas receitas dos Capítulos 3 a 9 deste livro e começar a sua viagem para uma vida melhor.

Se estiver a ler este livro, provavelmente já está a experimentar os sintomas muitas vezes avassaladores de Hashimoto, tais como fadiga e nevoeiro cerebral. Estes sintomas tornam difícil até mesmo pensar em aprender um protocolo dietético detalhado, muito menos em implementá-lo. É por isso que as receitas deste livro foram concebidas com a conveniência em mente. Vão reparar que etiquetei cada prato pelos seus atributos de conveniência: 5-Ingredientes, 30 Minutos, com a cabeça à cabeça, ou com uma panela/bowl.

Mais do que tudo, as receitas deste livro foram concebidas para serem de grande sabor e satisfação, a fim de tornar esta nova forma de comer tão agradável e sem stress quanto possível. Os seus familiares poderão desfrutar de muitas das receitas deste livro, eliminando a necessidade de cozinhar refeições separadas. Convenhamos, a comida é mais do que uma fonte de alimentação; é também uma fonte de prazer e de ligação social. É importante manter vivo e bem estar para preservar a sua saúde mental e emocional enquanto trabalha para recuperar a sua saúde física. É nossa esperança que desfrute destas receitas com a família e amigos e que nunca se sinta privado ou insatisfeito.

Pequeno almoço

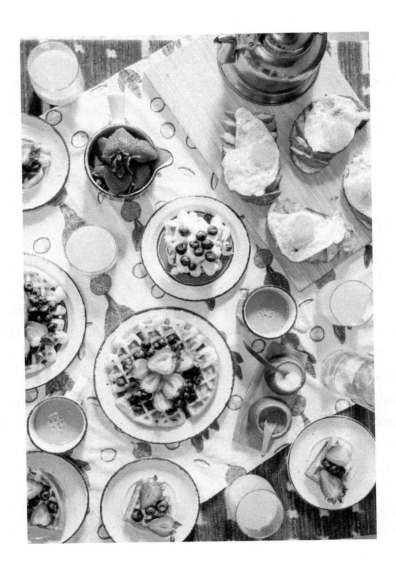

1. Baunilha Latte Martini

Tempo de preparação: 5 minutos

Tempo de cozedura: 0 minutos

Porções: 2

Ingredientes:

- vodka de 3 onças de baunilha

- Licor de café caseiro de 2 onças

- 1 colher de sopa de creme

Direcções:

1. Encher um misturador de bebidas mistas com gelo. Adicionar álcool espresso, vodka de baunilha, e natas. Agitar bem e deitar em dois copos de martini refrigerado.

Nutrição:

- Calorias: 454 kcal

- Gordura: 31 g

- Carboidratos: 26 g

- Açúcares: 4,4 g

- Proteína: 22 g

2.   Mojitos de mirtilo com baixo teor de carboidratos

Tempo de preparação: 10 minutos

Tempo de cozedura: 0 minutos

Porções: 4

Ingredientes:

- 3/4 chávena de mirtilos frescos

- 3 a 4 colheres de sopa de Swerve Sweetener em pó

- 1/4 chávena de folhas de hortelã embaladas

- 1 chávena de rum branco

- 1/3 chávena de sumo de lima fresca

- Refrigerante club soda de 1/2 litro

Direcções:

2. Num liquidificador, adicionar mirtilos e açúcar em pó. Misturar com um puré grosso. Mover para um cântaro.

3. Folhas de hortelã rasgadas à mão e carregadas para um copo que contém, em qualquer ocasião, um litro.

4. Libra com uma trapalhada ou a ponta de uma colher de madeira para descarregar os óleos

5. Adicionar puré de mirtilo, rum branco, sumo de lima, soda, e misturar para juntar.

6. Encher quatro copos de bolas altas ou de bacia com gelo esmagado. Esvaziar os mojitos em copos, embelezar com mirtilos e folhas de menta e servir.

Nutrição:

- Calorias: 153 kcal

- Gordura: 0,1 g

- Carboidratos: 6 g

- Açúcar: 1 g

- Proteína: 0,4 g

3. Martini de maçã

Tempo de preparação: 5 minutos

Tempo de cozedura: 0 minutos

Porções: 2

Ingredientes:

- Fatia de maçã

- 1 colher de chá de xarope de baixo teor de açúcar carbónico

- 2 onças de vodka simples

- 2 onças de vodka com sabor a maçã

Direcções:

1. Corte a maçã em dados finos e coloque-a num agitador de bebidas mistas. Adicionar o xarope de açúcar e esmagá-los juntos.

2. Acrescentar os dois tipos de vodka e gelo. Sacudir bem. Tender para um copo de martini.

3. O agregado de 2 gramas de carboneto.

Nutrição:

- Calorias: 300 kcal

- Gordura: 19 g

- Carboidratos: 6 g

- Açúcar: 1 g

- Proteína: 25 g

4.   Martini de mirtilo

Tempo de preparação: 5 minutos

Tempo de cozedura: 0 minutos

Porções: 3

Ingredientes:

- 6-7 mirtilos frescos de bom tamanho

- 1 colher de chá de xarope de baixo teor de açúcar carbónico

- 2 onças de vodka simples

- 2 onças de vodka com sabor a mirtilo

Direcções:

1. Colocar os mirtilos num agitador de bebidas mistas. Juntar o xarope de açúcar e esmagá-los.

2. Acrescentar os dois tipos de vodka e gelo. Sacudir bem. Tender para um copo de martini. Agregar 2 gramas de carboneto.

Nutrição:

- Calorias: 368 kcal

- Gordura: 38,85 g

- Carboidratos: 3,7 g

- Açúcar: 1,28 g

- Proteína: 1,69 g

5.   Vinho de Gengibre de Arando Mulled

Tempo de preparação: 10 minutos

Tempo de cozedura: 30 minutos

Porções: 4

Ingredientes:

- 1 garrafa de vinho tinto encorpado

- 1 chávena de arandos frescos

- 1/2 copo de eritritol granulado

- Sumo de meio limão

- 1 pau de canela e 1 polegada de raiz de gengibre

Direcções:

1. Junte todos os ingredientes numa panela enorme e leve-a a um guisado. Cozer ternamente em lume brando durante 30 minutos.

2. Encher canecas e embelezamento com arandos e limão.

Nutrição:

- Calorias: 168 kcal

- Gordura: 15 g

- Carboidratos: 5 g

- Açúcar: 2 g

- Proteína: 4 g

6. Beleza Negra - Bebida de Vodka com baixo teor de carboidratos

Tempo de preparação: 5 minutos

Tempo de cozedura: 0 minutos

Porções: 1

Ingredientes:

- 2 onças de vodka

- 5 amoras frescas

- ¾ ounce sumo de limão fresco

- 2 colheres de chá de eritritol em pó

- ¼ tsp pimenta preta

- 5 folhas de menta fresca

- Água com gás

Direcções:

1. Encher um enorme vidro de rochas com gelo.

2. Junte a vodka, amoras, sumo de limão, eritritol, pimenta preta e folhas de hortelã num misturador de bebidas mistas. A mistura até que os alimentos cultivados a partir do solo sejam esmagados e tenham descarregado os seus sucos.

3. Esfregar a substância do misturador da bebida misturada por cima do gelo.

4. Tampo com água com gás e embelezamento com amoras e uma nova folha de menta.

Nutrição:

- Calorias: 180 kcal

- Gordura: 0,2 g

- Carboidratos: 5 g

- Açúcar: 2 g

- Proteína: 1 g

7. Vermes Gomíferos Gomíferos de Morango Margarita com baixo teor de carboidratos

Tempo de preparação: 10 minutos

Tempo de cozedura: 5 minutos

Porções: 6

Ingredientes:

- 10 morangos descascados

- 2 onças de tequila de prata

- 3 colheres de chá de proteína de colagénio gelatina

- 2 colheres de sopa de eritritol em pó

- 1-½ onças de sumo de lima fresca

Direcções:

1. Colocar os morangos e a tequila num liquidificador e bater o coração até estarem limpos.

2. Verter a mistura de morangos e de tequila numa frigideira média e colocar em lume brando.

3. Adicionar a gelatina, eritritol, e sumo de lima e pressa para interromper a gelatina e fazer parte do Ingrediente. Continuar a aquecer durante cerca de 10 minutos, batendo habitualmente, até que a mistura seja vertida.

4. Mover a mistura para uma chávena ou uma tigela.

5. Frigorífico durante 10 a 15 minutos, até ao set. Tire os vermes pegajosos da forma e sirva-o e desfrute-o! Armazenar os restos dentro da geladeira por um período de sete dias.

Nutrição:

- Calorias: 50 kcal

- Gordura: 0,3 g

- Carboidratos: 2,2 g

- Açúcar: 0,4 g

- Proteína: 3,2 g

8. Receita de café de cacau

Tempo de preparação: 20 minutos

Tempo de cozedura: 10 minutos

Porções: 2

Ingredientes:

- 1 chávena de aparo de cacau

- Água a ferver

- 1/2 colher de chá de gelatina

- Óleo de coco

- Canela em pó

Direcções:

1. Pré-aqueça o seu fogão a 350 °F. Coloque os aparos de cacau numa camada fina sobre uma chapa de aquecimento.

2. Colocar no fogão e deixar cozinhar durante 15 - 18 minutos.

3. Retirar do fogão e deixar arrefecer.

4. Para fazer um café expresso de Cacau, é necessário 1 colher de chá de bico de Cacau por 1 chávena de água borbulhante.

5. Coloque os bicos de cacau no seu processador de café expresso e bata várias vezes durante 2 segundos cada. Na hipótese de segurar o conservador, receberá um pó. Evacue e coloque na sua prensa francesa e adicione água borbulhante.

6. No seu copo adicione a sua gelatina e alguma água fria e misture com uma colher.

7. Verta no seu café expresso de cacau e adicione óleo de coco e canela.

Nutrição:

- Calorias: 335 kcal

- Gordura: 19 g

- Carboidratos: 10 g

- Açúcar: 7 g

- Proteína 8 g

9. Leite de coco com leite

Tempo de preparação: 5 minutos

Tempo de cozedura: 5 minutos

Porções: 2

Ingredientes:

- 3 chávenas de café quente preparado

- 1/2 chávena de creme de coco

Direcções:

1. Esvaziar o expresso para um liquidificador ao lado do leite de coco.

2. Misturar em média-alta por cerca de um momento, ou até o leite de coco estar totalmente fundido.

3. Encher uma caneca ou servir sobre gelo. Pode colher o leite de coco espumado por cima para alguma "espuma". "

4. Mude a medida do leite de coco para o seu paladar... pode precisar bastante.

Nutrição:

- Calorias: 114 kcal

- Gordura: 12 g

- Carboidratos: 1 g

- Açúcar: 2 g

- Proteína: 1 g

Almoço

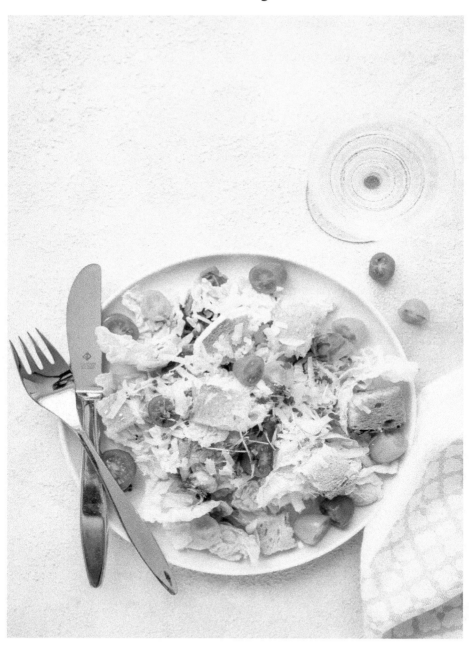

10. Chouriço de chouriço frito

Tempo de preparação: 10 minutos

Tempo de cozedura: 20 minutos

Porções: 4

Ingredientes:

- 16 onças de chouriço de peru fumado

- 1-½ chávenas de queijo Asiago, ralado

- 1 colher de chá de orégãos

- 1 colher de chá de manjericão

- 1 chávena de puré de tomate

- 4 caules de cebolinha, picados

- 1 colher de chá de pasta de alho

- Sal marinho e pimenta preta moída, a gosto

- 1 colher de sopa de xerez seco

- 1 colher de sopa de azeite extra-virgem

- 2 colheres de sopa de coentros frescos, grosseiramente picados

Direcções:

1. Aquecer o óleo numa frigideira em lume moderadamente alto. Agora, dourar o chouriço de peru, desmoronando com um garfo durante cerca de 5 minutos.

2. Adicionar os outros ingredientes, excepto o queijo; continuar a cozinhar durante mais 10 minutos ou até estarem cozinhados. Servir com queijo.

Nutrição:

- Calorias: 330 kcal

- Gordura: 17,2 g

- Carboidratos: 4,5 g

- Proteína: 34,4 g

- Fibra 1,6 g

11. Sopa chinesa Bok Choy e Turquia

Tempo de preparação: 15 minutos

Tempo de cozedura: 40 minutos

Porções: 8

Ingredientes:

- ½ lb. baby Bok choy, cortado em quartos longitudinalmente

- 2 lb. de carcaça de peru

- 1 colher de sopa de azeite de oliva

- 1/2 copo de alhos-porós, picados

- 1 costela de aipo, cortada

- 2 cenouras, fatiadas

- 6 chávenas de caldo de peru

- sal dos Himalaias e pimenta preta, a gosto

Direcções:

1. Numa panela com fundo pesado, aquecer o azeite até ao seu abrasador. Uma vez quente, saltear o aipo, as cenouras, o alho francês, e o Bok choy durante cerca de 6 minutos.

2. Adicionar o sal, a pimenta, o peru e o caldo; deixar ferver.

3. Deixar o calor em lume brando. Continuar a cozinhar, parcialmente coberto, durante cerca de 35 minutos.

Nutrição:

- Calorias: 211 kcal

- Gordura: 11,8 g

- Carboidratos: 3,1 g

- Proteína: 23,7 g

- Fibra: 0,9 g

12. Rolo de Carne de Frango Herby

Tempo de preparação: 20 minutos

Tempo de cozedura: 30 minutos

Porções: 6

Ingredientes:

- 2-½ lb. galinha moída

- 3 colheres de sopa de farinha de linhaça

- 2 ovos grandes

- 2 colheres de sopa de azeite

- 1 colher de sopa de sumo de limão,1 colher de sopa de sumo

- ¼ chávena de salsa picada

- ¼ chávena de orégãos cortados

- 4 dentes de alho, picados

- Fatias de limão para guarnecer

Direcções:

1. Pré-aquecimento do forno a 400 °F. Numa tigela, combinar frango moído e farinha de linhaça; reservar. Numa tigela pequena, bata os ovos com azeite, sumo de limão, salsa, orégãos e alho.

2. Verter a mistura sobre a mistura de frango e misturar bem. Colher numa panela de pão untada e pressionar para caber. Cozer durante 40 minutos.

3. Retirar a panela, drenar o líquido, e deixar arrefecer um pouco. Fatiar, decorar com fatias de limão, e servir.

Nutrição:

- Calorias: 362 kcal

- Carboneto líquido: 1,3 g

- Gordura: 24 g

- Proteína: 35 g

13. Mordeduras de Ovo de Frango Puxado Adorável

Tempo de preparação: 15 minutos

Tempo de cozedura: 30 minutos

Porções: 4

Ingredientes:

- 2 colheres de sopa de manteiga

- 1 peito de frango

- 2 colheres de sopa de cebola verde picada

- ½ tsp flocos de piripiri vermelho

- 12 ovos

- ¼ taça ralada Monterey Jack

Direcções:

1. Pré-aquecimento do forno a 400 °F. Alinhar uma lata de muffin de 12 buracos com forros de cupcake. Derreter a manteiga numa frigideira em lume médio e cozinhar o frango até dourar de cada lado, 10 minutos.

2. Transferir para um prato e triturar com 2 garfos. Dividir entre buracos de muffin juntamente com cebolas verdes e flocos de pimenta vermelha.

3. Partir um ovo em cada buraco do muffin e espalhar o queijo por cima. Cozer durante 15 minutos até que os ovos fiquem prontos. Servir.

Nutrição:

- Calorias: 393 kcal

- Carboidratos líquidos: 0,5 g

- Gordura: 27 g

14. Frango com Mostarda Cremosa com Shirataki

Tempo de preparação: 20 minutos

Tempo de cozedura: 30 minutos

Porções: 4

Ingredientes:

- 2 (8 oz.) embalagens de cabelo de anjo shirataki

- 4 peitos de frango, cortados em tiras

- 1 chávena de mostarda verde picada

- 1 pimentão amarelo, fatiado

- 1 colher de sopa de azeite

- 1 cebola amarela, finamente cortada

- 1 dente de alho, picado

- 1 colher de sopa de mostarda de grão inteiro

- 5 colheres de sopa de creme de leite

- 1 colher de sopa de salsa picada

- Sal e pimenta q.b.

Direcções:

1. Ferver 2 chávenas de água numa panela média.

2. Esfregue a massa shirataki e lave bem sob água quente corrente.

3. Permitir uma drenagem adequada e deitar a massa shirataki na água a ferver.

4. Cozinhar durante 3 minutos e voltar a esticar. Colocar uma frigideira seca e fritar a massa shirataki até estar visivelmente seca, 1-2 minutos; reservar.

5. Aquecer o azeite numa frigideira, temperar o frango com sal e pimenta, e cozinhar durante 8-10 minutos; reservar.

6. Mexer cebola, pimentão, alho e cozinhar até amolecer, 5 minutos.

7. Misturar em mostarda e creme de leite; cozinhar em fogo brando durante 2 minutos e misturar na galinha e na mostarda verde durante 2 minutos.

8. Mexer em massa shirataki, guarnecer com salsa e servir.

Nutrição:

- Calorias: 692 kcal

- Carboneto líquido: 15 g

- Gorduras: 38 g

- Proteína: 65 g

15. Pastinaca e Bacon de Frango

Tempo de preparação: 10 minutos

Tempo de cozedura: 50 minutos

Porções: 4

Ingredientes:

- 6 fatias de bacon, picadas

- 2 colheres de sopa de manteiga

- ½ lb. pastinacas, cortadas em cubos

- 2 colheres de sopa de azeite

- 1 lb. de frango moído

- 1 chávena de creme de leite

- Queijo creme de 2 oz., amaciado

- 1-¼ chávenas de Pepper Jack ralado

- ¼ taça de cebolinhas picadas

Direcções:

1. Pré-aquecimento do forno a 300 °F.

2. Colocar o bacon numa panela e fritá-lo até ficar castanho e estaladiço, 6 minutos; reservar.

3. Derreter manteiga numa frigideira e saltear pastinacas até amolecer e dourar levemente. Transferir para uma folha de cozedura untada com gordura.

4. Aquecer o azeite na mesma panela e cozinhar o frango até não ficar mais cor-de-rosa, 8 minutos. Colher num prato e reservar também.

5. Adicionar creme de leite, queijo creme, e dois terços do queijo Pepper Jack ao pote. Derreter os ingredientes em lume médio, mexendo frequentemente, 7 minutos.

6. Espalhar as pastinacas na assadeira, cobrir com frango, verter a mistura de creme de leite, e espalhar bacon e cebolinhas.

7. Polvilhar o queijo restante por cima e cozer até o queijo derreter e ficar dourado, 30 minutos. Servir quente.

Nutrição:

- Calorias: 757 kcal

- Carboneto líquido: 5,5 g

- Gordura: 66 g

- Proteína: 29 g

16. Frango assado com cebola e pastinaca

Tempo de preparação: 15 minutos

Tempo de cozedura: 30 minutos

Porções:

Ingredientes:

- 3 pastinacas, fatiadas

- 1 cebola, fatiada

- 4 dentes de alho, esmagados

- 2 colheres de sopa de azeite

- 2 lb. peitos de frango

- ½ copo caldo de galinha

- ¼ taça de vinho branco

Direcções:

1. Pré-aquecimento do forno a 360 °F. Óleo quente numa frigideira em lume médio e frango castanho durante alguns minutos, e transferir para um prato de cozedura.

2. Organizar os legumes à volta do frango e adicionar vinho e caldo de galinha. Cozer durante 25 minutos, mexendo uma vez. Servir quente.

Nutrição:

- Calorias: 278 kcal

- Carboneto líquido: 5,1 g

- Gordura: 8,7 g; Proteína: 35 g

17. Canapés de Pepino-Turquia

Tempo de preparação: 10 minutos

Tempo de cozedura: 5 minutos

Porções: 6

Ingredientes:

- 2 pepinos, fatiados

- 2 chávenas de dados de peru que sobrou

- ¼ pimenta jalapeño, picada

- 1 colher de sopa de mostarda Dijon

- ¼ maionese de taça

- Sal e pimenta preta a gosto

Direcções:

1. Cortar furos de nível médio em fatias de pepino com uma faca e reservar.

2. Misturar peru, pimenta jalapeno, mostarda, maionese, sal, e pimenta preta numa tigela.

3. Preencher cuidadosamente os buracos de pepino com mistura de peru e servir.

Nutrição:

- Calorias: 170 kcal

- Carboneto líquido: 1,3 g

- Gordura: 14 g, Proteína: 10 g

18. Espetos de frango assados com batatas fritas Rutabaga

Tempo de preparação: 20 minutos

Tempo de cozedura: 45 minutos

Porções: 6

Ingredientes:

- 2 peitos de frango, cortados pela metade

- Sal e pimenta preta a gosto

- 4 colheres de sopa de azeite

- ¼ copo de caldo de galinha

- 1 lb. rutabaga

Direcções:

1. Ajustar o forno a 400 °F. Unte e forre uma folha de cozedura. Numa tigela, misturar 2 colheres de sopa de azeite, sal e pimenta e adicionar ao frango; atirar para revestir. Colocar no frigorífico durante 20 minutos.

2. Descascar e cortar rutabaga para formar formas de fritadas e colocar numa tigela separada. Revestir com o restante azeite e temperar com sal e pimenta. Dispor as formas de rutabaga na assadeira e cozer durante 10 minutos.

3. Tirar a galinha do frigorífico e enfiá-la nos espetos. Colocar sobre a rutabaga, verter o caldo de galinha, e cozer durante 30 minutos. Servir de imediato.

Nutrição:

- Calorias: 579 kcal

- Carboidratos de rede: 6 g

- Gordura: 53 g

- Proteína 39 g

Jantar

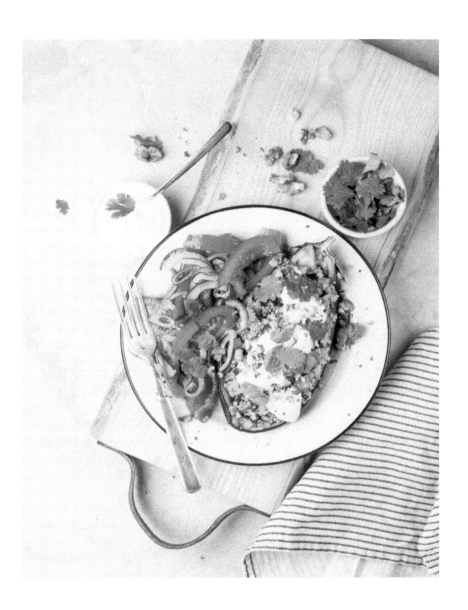

19. Salmão selvagem assado

Tempo de preparação: 10 minutos

Tempo de cozedura: 70 minutos

Porções: 4

Ingredientes:

- 1 colher de sopa de cebolinho picado

- 2 colheres de chá de azeite extra-virgem

- 2, 125 g de pedaços de salmão selvagem com pele

- 1 colher de sopa de folhas de estragão

Direcções:

1. Pré-aqueça o forno a 425 °F. Utilizar folha de alumínio para forrar uma folha de cozedura.

2. Passar óleo sobre o salmão e assar na assadeira, com a pele para baixo, durante cerca de 12 minutos ou até ser cozinhado.

3. Levantar o salmão da pele com uma espátula metálica e colocá-lo no prato de serviço, descartando a pele. Polvilhar com ervas e servir de imediato.

Nutrição:

- Calorias: 37 kcal

- Gorduras: 1 g

- Carboidratos: 3 g

- Proteína: 3 g

20. Bovinos e plantas com ovos recheados Cheddar

Tempo de preparação: 15 minutos

Tempo de cozedura: 30 minutos

Porções: 4

Ingredientes:

- 2 berinjelas

- 2 colheres de sopa de azeite

- 1-½ lb. carne moída

- 1 cebola vermelha média, picada

- 1 pimento vermelho assado, picado

- Sal rosa e pimenta preta a gosto

- 1 chávena de queijo cheddar amarelo, ralado

- 2 colheres de sopa de endro, picado

Direcções:

1. Pré-aqueça o forno a 350 °F. Pôr as berinjelas numa superfície plana, aparar as extremidades, e cortar ao meio longitudinalmente.

2. Tirar a polpa de cada metade para fazer conchas. Cortar a polpa.

3. Aqueça o óleo numa frigideira em lume médio. Adicionar a carne moída, cebola vermelha, pimiento e polpa de beringela e temperar com sal e pimenta.

4. Cozinhar durante 6 minutos enquanto se mexe para quebrar os grumos até que a carne já não esteja rosada.

5. Colher a carne nas cascas das beringelas e polvilhar com queijo cheddar.

6. Colocar sobre uma assadeira untada e cozinhar para derreter o queijo durante 15 minutos até que a beringela esteja tenra. Servir quente com endro.

Nutrição:

- Calorias: 574 kcal

- Gordura: 27,5 g

- Carboneto líquido: 9,8 g

- Proteína 61,8 g

21. Costeletas de Carne de Bife Grelhadas Doce Chipotle

Tempo de preparação: 10 minutos

Tempo de cozedura: 35 minutos

Porções: 4

Ingredientes:

- 4 colheres de sopa de molho de churrasco sem açúcar + extra para servir

- 2 colheres de sopa de eritritol

- Sal rosa e pimenta preta a gosto

- 2 colheres de sopa de azeite

- 2 tsp de pó de chipotle

- 1 colher de chá de alho em pó

- 1 lb. de costelas de carne de vaca de reserva

- Salada de alface e tomate

Direcções:

1. Misturar o eritritol, sal, pimenta, óleo, chipotle, e alho em pó. Escovar os lados carnudos das costelas e embrulhar em papel de alumínio. Sentar-se durante 30 minutos para marinar.

2. Pré-aquecimento do forno a 400 °F. Colocar as costeletas embrulhadas numa assadeira e cozinhar durante 40 minutos até estarem cozidas. Retirar costeletas e folha de alumínio, pincelar com molho BBQ, e dourar debaixo do grelhador durante 10 minutos em ambos os lados. Fatiar e servir com molho extra de churrasco e salada de tomate com alface.

Nutrição:

- Calorias: 395 kcal

- Gordura: 33 g

- Carboneto líquido: 3 g

- Proteína: 21 g

22. Cilantro Costeletas de Porco com Alho

Tempo de preparação: 10 minutos

Tempo de cozedura: 15 minutos

Porções: 4

Ingredientes:

- Costeletas de porco desossadas de 1 libra, cortadas ao meio, esmagadas a ¼ polegadas de espessura

- Sal marinho, para temperar

- Pimenta preta moída na altura, para tempero

- 2 colheres de sopa de azeite de boa qualidade, divididas

- ¼ chávena de coentro fresco finamente picado

- 1 colher de sopa de alho picado

- Sumo de 1 lima

Direcções:

1. Marinar a carne de porco. Secar as costeletas de porco e temperá-las levemente com sal e pimenta. Colocá-las numa tigela grande, adicionar 2 colheres de sopa de azeite, coentro, alho, e sumo de lima. Atirar para revestir as costeletas. Cobrir a tigela e marinar as costeletas à temperatura ambiente durante 30 minutos.

2. Cozinhar a carne de porco. Numa frigideira grande em lume médio-alto, aquecer as restantes 2 colheres de sopa de azeite. Acrescentar as costeletas de porco numa única camada e fritá-las, virando-as uma vez, até estarem apenas cozidas e ainda suculentas, 6 a 7 minutos por lado.

3. Servir. Dividir as costeletas entre quatro pratos e servi-las de imediato.

Nutrição:

- Calorias: 249 kcal

- Gordura total: 16 g

- Total de hidratos de carbono: 2 g

- Fibra: 0 g

- Carboidratos de rede: 2 g

- Sódio: 261 mg

- Proteína: 25 g

23. Costeletas de porco grelhadas com salsa grega

Tempo de preparação: 15 minutos

Tempo de cozedura: 15 minutos

Porções: 4

Ingredientes:

- 4 colheres de chá de azeite de boa qualidade, dividido

- 1 colher de sopa de vinagre de vinho tinto

- 3 colheres de chá de orégãos frescos cortados, divididos

- 1 colher de chá de alho picado

- 4 costeletas de lombo de porco com 4 (4 onças) sem osso cortadas ao centro

- ½ copo de tomate cereja cortado pela metade

- ½ pimentão amarelo, cortado em cubos

- ½ Pepino inglês, picado

- ¼ cebola vermelha, picada

- 1 colher de sopa de vinagre balsâmico

- Sal marinho, para temperar

- Pimenta preta moída na altura, para tempero

Direcções:

1. Marinar a carne de porco. Numa tigela média, mexer 3 colheres de sopa de azeite, vinagre de vinho tinto, 2 colheres de chá de orégãos, e o alho. Juntar as costeletas de porco à tigela, virando-as para que sejam revestidas com a marinada. Cobrir a tigela e colocá-la no frigorífico durante 30 minutos.

2. Fazer a salsa. Enquanto o porco está a marinar, numa tigela média, misture as restantes 1 colher de sopa de azeite, o tomate, o pimentão amarelo, o pepino, a cebola vermelha, o vinagre balsâmico, e as restantes 1 colher de chá de orégãos. Tempere a salsa com sal e pimenta. Pôr a taça de lado.

3. Grelhar as costeletas de porco. Aquecer uma grelha em lume médio-alto. Retirar as costeletas de porco da marinada e grelhá-las até ficarem cozidas, 6 a 8 minutos por lado.

4. Servir. Descansar a carne de porco durante 5 minutos. Dividir a carne de porco entre quatro pratos e servi-los com uma generosa colher de salsa.

Nutrição:

- Calorias: 277 kcal

- Gordura total: 19 g

- Total de hidratos de carbono: 4 g

- Fibra: 1 g

- Carboidratos de rede: 3 g

- Sódio: 257 mg

- Proteína: 25 g

24. Brócolos de salsicha italianos Sauté

Tempo de preparação: 10 minutos

Tempo de cozedura: 20 minutos

Porções: 4

Ingredientes:

- 2 colheres de sopa de azeite de boa qualidade

- 1 libra de carne de salsicha italiana, quente ou suave

- 4 copos pequenos floretes de brócolos

- 1 colher de sopa de alho picado

- Pimenta preta moída na altura, para tempero

Direcções:

1. Cozinhar a salsicha. Numa frigideira grande em lume médio, aquecer o azeite. Acrescentar a salsicha e salteá-la até estar cozida, 8 a 10 minutos. Transferir a salsicha para um prato com uma colher com fendas e reservar o prato.

2. Saltear os legumes. Acrescentar os brócolos à frigideira e salteá-la até estar tenra, cerca de 6 minutos. Mexer o alho e salteá-lo durante mais 3 minutos.

3. Acabar o prato. Devolver a salsicha à frigideira e atirar para a combinar com os outros ingredientes. Temperar a mistura com pimenta.

4. Servir. Dividir a mistura entre quatro pratos e servi-la imediatamente.

Nutrição:

- Calorias: 486 kcal

- Gordura total: 43 g

- Total de carboidratos: 7 g

- Fibra: 2 g

- Carboidratos de rede: 5 g

- Sódio: 513 mg

- Proteína 19 g

25. Cordeiro à base de cal

Tempo de preparação: 10 minutos

Tempo de cozedura: 40 minutos

Porções: 4

Ingredientes:

- 2 hastes de borrego

- 1 colher de chá de sal

- 1 colher de chá de Erythritol

- 3 colheres de sopa de manteiga

Direcções:

1. Derreter a manteiga na caçarola.

2. Adicionar as hastes de borrego na manteiga quente e assá-las durante 5 minutos por lado em lume médio.

3. Depois polvilhar a carne com sal e Erythritol.

4. Fechar a tampa e cozer a carne em lume brando durante 30 minutos.

Nutrição:

- Calorias: 158 kcal

- Gordura: 11,8 g

- Fibra: 0,2 g

- Carboidratos: 2,1 g

- Proteína: 12,1 g

26. Noz-moscada de borrego

Tempo de preparação: 15 minutos

Tempo de cozedura: 25 minutos

Porções: 4

Ingredientes:

- Prateleira de borrego de 13 oz.

- 1 colher de chá de noz-moscada moída

- 1 colher de sopa de óleo de coco

- ½ colher de chá de pimenta preta moída

Direcções:

1. Esfregar o borrego com noz-moscada moída e pimenta preta moída.

2. Depois derreter o óleo de coco na frigideira.

3. Acrescentar um cabrito e assá-lo em lume médio durante 10 minutos por lado.

Nutrição:

- Calorias: 188 kcal

- Gordura: 11,8 g

- Fibra: 0,2 g

- Carboidratos: 0,4 g

- Proteína: 18,8 g

27. Sauté de Borrego com Hortelã e Limão

Tempo de preparação: 10 minutos

Tempo de cozedura: 45 minutos

Porções: 4

Ingredientes:

- Filete de borrego de 1 libra

- 1 colher de chá de menta seca

- 1 colher de chá de raspa de limão, ralado

- 2 chávenas de água

- 1 cenoura, picada

- 1 colher de chá de pasta de tomate keto

- 1 colher de chá de pimenta de Caiena

Direcções:

1. Picar o filete de borrego grosseiramente e colocá-lo na caçarola.

2. Assar a carne durante 2 minutos por lado.

3. Adicionar menta seca, casca de limão, cenoura, pasta de tomate keto, e pimenta de caiena.

4. Em seguida, adicionar água e mexer cuidadosamente os ingredientes.

5. Fechar a tampa e cozinhar o sauté em lume médio durante 40 minutos.

Nutrição:

- Calorias: 220 kcal

- Gordura: 8,4 g

- Fibra: 0,6 g

- Carboidratos: 2,1 g

- Proteína 32,1 g

Receitas de carne

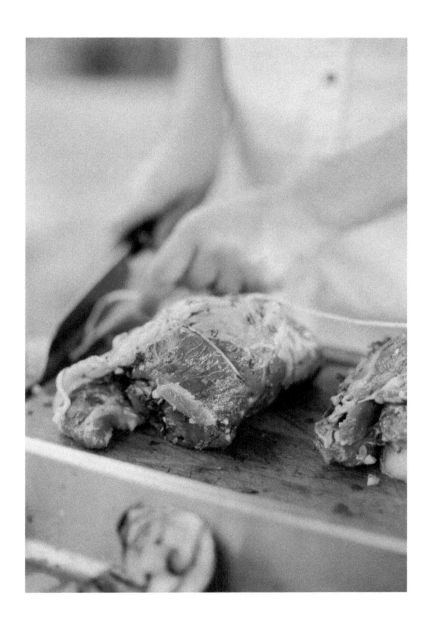

28. ae Pimentos

Tempo de preparação: 10 minutos

Tempo de cozedura: 35 Minutos

Porções: 6

Ingredientes:

- 1-½ libras de salsichas italianas doces (ou quentes, se preferir)

- 2 colheres de sopa de azeite de boa qualidade

- 1 pimentão vermelho, cortado em tiras finas

- 1 pimentão amarelo, cortado em tiras finas

- 1 pimentão laranja, cortado em tiras finas

- 1 cebola vermelha, cortada em fatias finas

- 1 colher de sopa de alho picado

- ½ taça de vinho branco

- Sal marinho, para temperar

- Pimenta preta moída na altura, para tempero

Direcções:

1. Cozinhar a salsicha. Pré-aquecer uma grelha a média-alta e grelhar as salsichas, virando-as várias vezes, até estarem cozinhadas, cerca de 12 minutos no total.

2. Deixar as salsichas descansar durante 15 minutos e depois cortá-las em pedaços de 2 polegadas.

3. Saltear os legumes. Numa frigideira grande em lume médio-alto, aquecer o azeite.

4. Adicionar as pimentas vermelhas, amarelas e laranjas, e a cebola vermelha e o alho e saltear até estarem tenros cerca de 10 minutos.

5. Acabar o prato. Adicionar a salsicha à frigideira juntamente com o vinho branco e saltear durante 10 minutos.

6. Dividir a mistura entre quatro pratos, temperá-la com sal e pimenta, e servir.

Nutrição:

- Calorias: 450 kcal

- Gordura total: 40 g

- Total de hidratos de carbono: 5 g

- Fibra: 1 g

- Carboidratos de rede: 4 g

- Sódio: 554 mg

- Proteína: 17 g

29. Costela de porco assada com limão

Tempo de preparação: 10 minutos

Tempo de cozedura: 1 Hora

Porções: 6

Ingredientes:

- ¼ chávena de azeite de boa qualidade

- Zest e sumo de 1 limão

- Zest e sumo de 1 laranja

- 4 ramos de rosmaninho, ligeiramente esmagados

- 4 ramos de tomilho, levemente esmagados

- 1 (4 ossos) de costela de porco assado, cerca de 2½ libras

- 6 dentes de alho, descascados

- Sal marinho, para temperar

- Pimenta preta moída na altura, para tempero

Direcções:

1. Fazer a marinada. Numa tigela grande, combine o azeite, raspa de limão, sumo de limão, raspa de laranja, sumo de laranja, ramos de alecrim, e ramos de tomilho.

2. Marinar o assado. Utilizar uma pequena faca para fazer seis fendas de 1 polegada de profundidade no lado gordo do assado. Enfiar os dentes de alho nas fendas. Colocar o assado na tigela com a marinada e virá-lo para o revestir bem com a marinada. Cobrir a tigela e refrigerá-la durante a noite, virando o assado na marinada várias vezes.

3. Pré-aquecer o forno. Ajustar a temperatura do forno para 350 °F.

4. Assar a carne de porco. Retirar a carne de porco da marinada e temperá-la com sal e pimenta, depois colocá-la num prato de assar e deixá-la chegar à temperatura ambiente. Assar a carne de porco até estar cozida (145 °F a 160 °F de temperatura interna), cerca de 1 hora. Deitar fora qualquer resquício de marinada.

5. Servir. Deixe o porco descansar durante 10 minutos, depois corte-o em fatias e disponha as fatias numa travessa. Sirva-o quente.

Nutrição:

- Calorias: 403 kcal

- Gordura total: 30 g

- Total de hidratos de carbono: 1 g

- Fibra: 0 g

- Carboidratos de rede: 1 g

- Sódio: 113 mg

- Proteína: 30 g

30. Parmesão de almôndegas de porco

Tempo de preparação: 15 minutos

Tempo de cozedura: 30 Minutos

Porções: 6

Ingredientes:

Para The Meatballs:

- 1-¼ Libras de carne de porco moída

- ½ chávena de farinha de amêndoa

- ½ chávena de queijo parmesão

- 1 ovo, levemente batido

- 1 colher de sopa de salsa fresca picada

- 1 colher de chá de alho picado

- 1 colher de chá de orégãos frescos cortados

- ¼ colher de chá de sal marinho

- 1/8 colher de chá de pimenta preta recém moída

- 2 colheres de sopa de azeite de boa qualidade

Para a parmigiana:

- 1 chávena de molho de tomate sem açúcar

- 1 chávena de queijo mozzarella ralado

Direcções:

1. Fazer as almôndegas. Numa tigela grande, misturar a carne de porco moída, farinha de amêndoa, parmesão, ovo, salsa, alho, orégãos, sal e pimenta até que tudo esteja bem misturado. Enrolar a mistura de carne de porco em almôndegas de 1½-polegadas.

2. Cozinhar as almôndegas. Numa frigideira grande em lume médio-alto, aquecer o azeite. Adicionar as almôndegas à frigideira e cozinhá-las, virando-as várias vezes, até estarem completamente cozidas, cerca de 15 minutos no total.

Para fazer a parmigiana:

3. Pré-aquecer o forno. Ajustar a temperatura do forno para 350 °F.

4. Montar a parmigiana. Transferir as almôndegas para uma assadeira de 9 por 9 polegadas e cobri-las com o molho de tomate. Polvilhar com a mozzarella e cozer durante 15 minutos ou até que o queijo esteja derretido e dourado.

5. Servir. Dividir as almôndegas e o molho entre seis tigelas e servi-lo imediatamente.

Nutrição:

- Calorias: 403 kcal

- Gordura total: 32 g

- Total de hidratos de carbono: 1 g

- Fibra: 0 g

- Carboneto líquido: 1 g

- Sódio: 351 mg

- Proteína: 25 g

31. Caldeirada de borrego

Tempo de preparação: 10 minutos

Tempo de cozedura: 60 minutos

Porções: 4

Ingredientes:

- 1 lb. de filete de borrego, picado

- 3 chávenas de água

- 1 abobrinha, picada

- ½ alho-porro, picado

- 1 colher de chá de paprica moída

- 1 colher de chá de pimenta de Caiena

- 1 colher de chá de sal

- 1 colher de chá de manteiga

Direcções:

1. Coloque todos os ingredientes na caçarola. Misture a mistura e feche a tampa.

2. Cozer o guisado em lume médio-baixo durante 60 minutos.

Nutrição:

- Calorias: 237 kcal

- Gordura: 9,5 g

- Fibra: 1,1 g; Carboidratos: 3,8 g

32. Pancetta Lamb

Tempo de preparação: 10 minutos

Tempo de cozedura: 35 minutos

Porções: 5

Ingredientes:

- 1 lb. de filete de borrego

- Pancetta de 2 oz., fatiada

- 1 colher de chá de chili em pó

- 1 colher de chá de curcuma moído

- 1 colher de sopa de óleo de coco

Direcções:

1. Cortar o filete de borrego em 5 porções.

2. Em seguida, misturar carne com chili em pó e curcuma moída.

3. Depois disto, embrulhar cada filete de borrego com pancetta.

4. Pré-aquecer o óleo de coco na frigideira.

5. Adicionar a carne e assá-la durante 3 minutos.

6. Depois disto, transferir a carne no forno pré-aquecido para 360 °F e cozinhar durante 30 minutos.

Nutrição:

- Calorias: 257 kcal, Gordura: 14,2 g

- Fibra: 0,3 g; Carboidratos: 0,7 g; Proteína: 29,8 g

33. Cordeiro doce com orégãos

Tempo de preparação: 10 minutos

Tempo de cozedura: 25 minutos

Porções: 4

Ingredientes:

- 1 lb. de filete de borrego, fatiado

- 1 colher de chá de orégãos secos

- 1 colher de chá de Erythritol

- 3 colheres de sopa de manteiga

- 1 colher de sopa de vinagre de maçã para cidra

Direcções:

1. Derreter manteiga na caçarola.

2. Adicionar orégãos secos, Erythritol, e vinagre de maçã para sidra. Levar o líquido a ferver.

3. Acrescentar filete de borrego fatiado e assá-lo durante 20 minutos. Mexer a carne de vez em quando.

Nutrição:

- Calorias: 289 kcal

- Gordura: 17 g

- Fibra: 0,2 g

- Carboidratos: 1,5 g; Proteína: 32 g

34. Salada de vitela e couve

Tempo de preparação: 10 minutos

Tempo de cozedura: 0 minutos

Porções: 4

Ingredientes:

- 1 lb. de vitela, cozida, cortada

- 1 chávena de couve branca, desfiada

- 1 colher de sopa de azeite de oliva

- 1 colher de chá de vinagre de maçã para cidra

- 1 colher de chá de endro seco

- 1 colher de chá de sal

Direcções:

1. Colocar todos os ingredientes na saladeira.

2. Misture cuidadosamente a salada.

Nutrição:

- Calorias: 230 kcal

- Gordura: 12,1 g

- Fibra: 0,5 g

- Carboidratos: 1,2 g

- Proteína: 27,9 g

35. Óleo e Ervas Cordeiro

Tempo de preparação: 10 minutos

Tempo de cozedura: 65 minutos

Porções: 4

Ingredientes:

- Carré de borrego de 11 onças, aparado

- 3 colheres de sopa de azeite de oliva

- 1 colher de sopa de condimentos italianos

Direcções:

1. Misturar os temperos italianos com azeite.

2. Em seguida, polvilhar a grelha de borrego com mistura oleosa e cozer no forno a 360 °F durante 65 minutos.

3. Cortar o cordeiro cozido em fatias.

Nutrição:

- Calorias: 232 kcal

- Gordura: 18,4 g

- Fibra: 0 g

- Carboidratos: 0,4 g

- Proteína: 15,9 g

36. Costeletas de Borrego de Tomate

Tempo de preparação: 10 minutos

Tempo de cozedura: 30 minutos

Porções: 4

Ingredientes:

- Costelas de borrego de 11 onças, picadas grosseiramente

- 2 colheres de chá de pasta de tomate keto

- 2 colheres de sopa de óleo de sésamo

- 1 colher de chá de pimenta de Caiena

- 1 colher de sopa de vinagre de maçã para cidra

Direcções:

1. Costelas de borrego assadas no óleo de sésamo durante 4 minutos por lado.

2. Depois adicionar pimenta de caiena, vinagre de cidra de maçã e pasta de tomate keto.

3. Mexer cuidadosamente as costelas de borrego e fechar a tampa.

4. Cozinhar as costelas de borrego em lume médio durante 20 minutos.

Nutrição:

- Calorias: 222 kcal

- Gordura: 14,5 g

- Fibra: 0,2 g

- Carboidratos: 0,8 g

- Proteína: 20,9 g

Aves de capoeira

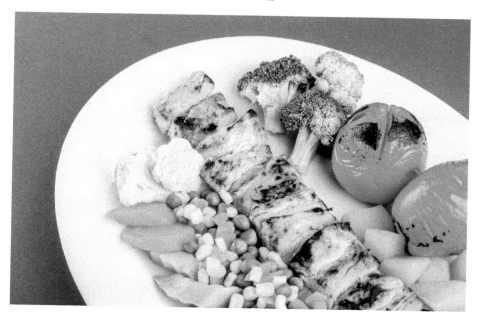

37. Tambores de frango à grega

Tempo de preparação: 25 minutos

Tempo de cozedura: 50 minutos

Porções: 6

Ingredientes:

- 1-½ libras de tamboretes de frango

- 1/2 copo de vinho do Porto

- 1/2 chávena de cebola, picada

- 2 dentes de alho, picados

- 1 colher de chá de mistura de especiarias tzatziki

- 1 chávena de creme duplo

- 2 colheres de sopa de manteiga

- Sal marinho e mistura de pimenta-do-mar moída, para temperar

Direcções:

1. Derreter a manteiga numa frigideira à prova de forno em lume moderado; depois, cozer o frango durante cerca de 8 minutos.

2. Acrescentar a cebola, alho, vinho, mistura de especiarias tzatziki, creme duplo, sal e pimenta.

3. Cozer no forno pré-aquecido a 390 °F durante 35 a 40 minutos (um termómetro de carne deve registar 165 °F).

Nutrição:

- Calorias: 333 kcal

- Gordura: 20,2 g

- Carboidratos: 2 g

- Proteína: 33,5 g

- Fibra: 0,2 g

38. Frango com molho de abacate

Tempo de preparação: 10 minutos

Tempo de cozedura: 20 minutos

Porções: 4

Ingredientes:

- 8 asas de frango, desossadas, cortadas em pedaços do tamanho de mordidas

- 2 colheres de sopa de azeite de oliva

- Sal e pimenta do mar, ao seu gosto

- 2 ovos

- 1 colher de chá de cebola em pó

- 1 colher de chá de paprica quente

- 1/3 colher de chá de sementes de mostarda

- 1/3 chávena de farinha de amêndoa

Para o Molho:

- 1/2 chávena de maionese

- 1/2 abacate médio

- 1/2 colher de chá de sal marinho

- 1 colher de chá de alho verde, picado

Direcções:

1. Pat secar as asas de frango com uma toalha de papel.

2. Combinar cuidadosamente a farinha de amêndoa, sal, pimenta, cebola em pó, páprica, e sementes de mostarda. Bater os ovos num prato à parte.

3. Dragam-se os pedaços de galinha nos ovos batidos, depois na mistura de farinha de amêndoa.

4. Numa frigideira, aquecer o óleo em lume moderado; uma vez quente, fritar o frango durante cerca de 10 minutos, mexendo continuamente para assegurar uma cozedura uniforme.

5. Fazer o molho ao bater todos os ingredientes do molho.

Nutrição:

- Calorias: 370 kcal

- Gordura: 25 g

- Carboidratos: 4,1 g

- Proteína: 31,4 g

- Fibra: 2,6 g

39. Chowder de Turquia à moda antiga

Tempo de preparação: 15 minutos

Tempo de cozedura: 35 minutos

Porções: 4

Ingredientes:

- 2 colheres de sopa de azeite de oliva

- 2 colheres de sopa de cebola amarela, picada

- 2 dentes de alho, grosseiramente picados

- Restos de 1/2 libra de peru assado, desfiado e sem pele

- 1 colher de chá de mistura de especiarias mediterrânicas

- 3 chávenas de caldo de osso de frango

- 1-½ chávenas de leite

- 1/2 chávena de creme duplo

- 1 ovo, levemente batido

- 2 colheres de sopa de xerez seco

Direcções:

1. Aquecer o azeite num pote com fundo pesado sobre uma chama moderada. Saltear a cebola e o alho até amolecer.

2. Mexer no peru assado restante, mistura de especiarias mediterrânicas, e caldo de osso de frango; ferver rapidamente. Cobrir parcialmente e continuar a cozinhar durante 20 a 25 minutos.

3. Deixar o calor em lume brando. Verter o leite e as natas duplas e continuar a cozinhar até que tenha reduzido ligeiramente.

4. Dobrar no ovo e no xerez seco; continuar a ferver, mexendo frequentemente, durante mais 2 minutos.

Nutrição:

- Calorias: 350 kcal

- Gordura: 25,8 g

- Carboidratos: 5,5 g

- Proteína: 20 g

- Fibra: 0,1 g

40. Casserole de Pato e Berinjela

Tempo de preparação: 10 minutos

Tempo de cozedura: 45 minutos

Porções: 4

Ingredientes:

- 1 libra de carne de pato moída

- 1-½ colheres de sopa de ghee, derretidas

- 1/3 chávena de creme duplo

- 1/2 libra de beringela, descascada e cortada

- 1-½ copos de farinha de amêndoa

- Sal e pimenta preta, a gosto

- 1/2 colher de chá de sementes de funcho

- 1/2 colher de chá de orégãos, secos

- 8 ovos

Direcções:

1. Misturar a farinha de amêndoa com sal, pimenta preta, sementes de funcho, e orégãos. Dobrar num ovo e o ghee e o batedor derretidos para combinar bem.

2. Pressionar a crosta para o fundo de uma forma ligeiramente oleosa de tarte. Cozinhar o pato moído até deixar de rosar durante cerca de 3 minutos, mexendo continuamente.

3. Bater os ovos restantes e as natas duplas. Dobrar na carne dourada e mexer até que tudo esteja bem incorporado.

4. Verter a mistura para a crosta preparada. Cobrir com as fatias de beringela.

5. Cozer durante cerca de 40 minutos. Cortar em quatro pedaços.

Nutrição:

- Calorias: 562 kcal

- Gordura: 49,5 g

- Carboidratos: 6,7 g

- Proteína: 22,5 g

- Fibra: 2,1 g

41. Peitos de Frango de Cama

Tempo de preparação: 10 minutos

Tempo de cozedura: 40 minutos

Porções: 8

Ingredientes:

- 4 peitos de frango, sem pele e sem osso

- 1 pimenta italiana, desfiada e cortada em fatias finas

- 10 azeitonas pretas, sem caroço

- 1-½ copos de caldo de legumes

- 2 dentes de alho, prensados

- 2 colheres de sopa de azeite de oliva

- 1 colher de sopa Old Sub Sailor

- Sal, a gosto

Direcções:

1. Esfregar o frango com o alho e o velho submarinheiro; sal a gosto. Aqueça o óleo numa frigideira em lume moderadamente alto.

2. Rasgar a galinha até ficar dourada de todos os lados, cerca de 5 minutos.

3. Adicionar a pimenta, azeitonas e caldo de legumes, e deixar ferver. Reduzir o lume e continuar a cozinhar, parcialmente coberto, durante 30 a 35 minutos.

Nutrição:

- Calorias: 306 kcal

- Gordura: 17,8 g

- Carboidratos: 3,1 g

- Proteína: 31,7 g

- Fibra: 0,2 g

42. Queijo e Prosciutto Frango Roulade

Tempo de preparação: 15 minutos

Tempo de cozedura: 35 minutos

Porções: 2

Ingredientes:

- 1/2 chávena de queijo Ricotta

- 4 fatias de prosciutto

- 1 lb. de filete de frango

- 1 colher de sopa de coentros frescos, picados

- Sal e pimenta preta moída, a gosto

- 1 colher de chá de pimenta de Caiena

Direcções:

1. Tempere o filete de frango com sal e pimenta. Espalhe o queijo Ricotta sobre o filete de frango; polvilhe com os coentros frescos.

2. Enrolar e cortar em 4 peças. Envolver cada peça com uma fatia de prosciutto; prender com fio de cozinha.

3. Colocar o frango embrulhado numa assadeira forrada em pergaminho. Agora, cozer no forno pré-aquecido a 385 °F durante cerca de 30 minutos.

Nutrição:

- Calorias: 499 kcal

- Gordura: 18,9 g

- Carboidratos: 5,7 g

- Proteína: 41,6 g

- Fibra: 0,6 g

43. Galinha Boozy Glazed

Tempo de preparação: 40 minutos

Tempo de cozedura: 1 hora + tempo de marinagem

Porções: 4

Ingredientes:

- 2 libras de tamboretes de frango

- 2 colheres de sopa de ghee, à temperatura ambiente

- Sal marinho e pimenta preta moída, a gosto

- 1 colher de chá de mistura de condimentos mediterrânicos

- 2 tomates amadurecidos em vinagre, em puré

- 3/4 chávena de rum

- 3 colheres de sopa de aminos de coco

- Algumas gotas de Stevia líquido

- 1 colher de chá de pimentas, picadas

- 1 colher de sopa de gengibre fresco picado

- 1 colher de chá de cardamomo moído

- 2 colheres de sopa de sumo de limão fresco, mais cunhas para servir

Direcções:

1. Atirar o frango com o ghee derretido, sal, pimenta preta e mistura de temperos mediterrânicos até estar bem revestido em todos os lados.

2. Noutra tigela, combinar cuidadosamente o puré de tomate, rum, aminos de coco, Stevia, pimentas, gengibre, cardamomo, e sumo de limão.

3. Verter a mistura de tomate sobre os tambores de frango; deixar marinar durante 2 horas. Cozer no forno pré-aquecido a 410 °F durante cerca de 45 minutos.

4. Adicionar na marinada reservada e colocar debaixo do grelhador pré-aquecido durante 10 minutos.

Nutrição:

- Calorias: 307 kcal

- Gordura: 12,1 g

- Carboidratos: 2,7 g

- Proteína: 33,6 g

- Fibra: 1,5 g

Receitas de Bebidas

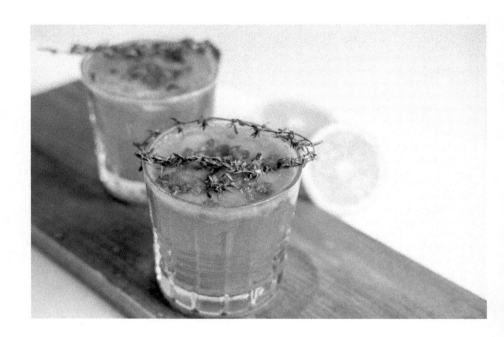

44. Chai Sujo

Tempo de preparação: 5 minutos

Tempo de cozedura: 5 minutos

Porções: 2

Ingredientes:

- 1/2 colher de sopa de café em grão inteiro

- 1/2 colher de chá de peppercorn

- 1 pau de canela

- 2 casos de cardamomo

- 1 bit de gengibre

- 3 chávenas de água borbulhante

Direcções:

1. Adicionar o café expresso moído e sabores a uma imprensa francesa. Verter 3 chávenas de água borbulhante sobre os sabores e fechar a sua prensa.

2. Deixar de molho durante 5 minutos e depois uma oportunidade de servir e desfrutar com leite de coco ou nata batida.

Nutrição:

- Calorias: 143 kcal

- Gordura: 17 g

- Carboidratos: 2 g

- Açúcar: 0,4 g; Proteína: 4 g

45. Margaritas de baixo teor de carboidratos

Tempo de preparação: 5 minutos

Tempo de cozedura: 0 minutos

Porções: 2

Ingredientes:

- 3 onças de tequila branca boa

- 2 onças de sumo de lima recém espremido

- 1/2 colher de chá de extracto de laranja

- Gelo triturado

- Sal Kosher para rebordo

- Açúcar, opcional

Direcções:

1. Num agitador de bebidas mistas ou num copo de estimativa, adicionar tequila, sumo de lima, concentrado de laranja, e açúcar, se utilizar.

2. Encher dois copos de margarita ou copos antiquados a maior parte do caminho com gelo esmagado.

3. Mistura equitativa entre copos

4. Na hipótese de gostar de uma borda salgada, passe uma cunha de cal à volta do exterior do vidro antes de carregar com gelo e mergulhe num prato de sal em forma.

Nutrição:

- Calorias: 140 kcal

- Gordura: 2,3 g

- Carboidratos: 3 g

- Açúcar: 1,2 g

- Proteína: 3 g

46. Flutuador de Cerveja de Raiz Espigada

Tempo de preparação: 3 minutos

Tempo de cozedura: 0 minutos

Porções: 1

Ingredientes:

- 1 chávena de cerveja de dieta Root Beer

- 1-pelada de rum picante

- 2 colheres de chá. creme de chicotada pesado

- Gelo de mão-cheia

Direcções:

1. Colocar os dois ingredientes num agitador de martini com gelo e agitar intensamente durante cerca de 30 segundos.

2. Bater num copo, servir e desfrutar

Nutrição:

- Calorias: 713 kcal

- Gordura: 56 g

- Carboidratos: 0,2 g

- Açúcar: 0,3 g

- Proteína: 48 g

47. O Splendido

Tempo de preparação: 15 minutos

Tempo de cozedura: 0 minutos

Porções: 4

Ingredientes:

- 1 lima

- 8 folhas de hortelã fresca

- 1/4 copo de rum branco

- 1 esplendor de pacotes

- 1 chávena de cubos de gelo e refrigerante

Direcções:

1. Juntar calços de cal e menta na base de um enorme copo de mistura de bebidas. Utilizar um intrometido ou a base de uma colher de madeira para esmagar a hortelã e a cal, descarregando os sucos e óleos.

2. Verter o rum, gelo e esplendor e utilizar uma colher para misturar.

3. Acabar com água de refrigerante e servir com uma folha extra de hortelã.

Nutrição:

- Calorias: 327 kcal

- Gordura: 33 g; Carboidratos: 7 g

- Açúcar: 1 g; Proteína: 5 g

48. Mojito de baixo teor de carboidratos

Tempo de preparação: 5 minutos

Tempo de cozedura: 0 minutos

Porções: 2

Ingredientes:

- Folhas de 7-8 folhas de hortelã com caules

- 1 colher de sopa de xarope de baixo teor de açúcar carbónico

- 2 onças de rum leve

- 1 lima

Direcções:

1. Corte finamente as folhas de hortelã em cubos e misture com xarope de açúcar com baixo teor de carboidratos num copo alto.

2. Cortar a lima no meio e eliminar as sementes. Triturar o sumo das duas partes para o copo. Acrescentar o rum e misturar.

3. Acrescentar gelo e refrigerantes ao clube a gosto.

Nutrição:

- Calorias: 70 kcal

- Gordura: 5 g

- Carboidratos: 2 g

- Açúcar: 2 g

- Proteína: 2 g

49. Cosmopolitan Cocktail Receita

Tempo de preparação: 5 minutos

Tempo de cozedura: 0 minutos

Porções: 1

Ingredientes:

- 1 vodka jigger

- 2 colheres de chá de sumo de arando de baixo teor calórico

- 1 colher de sopa de sumo de lima

- 2 a 3 gotas de extracto de laranja

- 1 gota de estevia líquida e cunha de cal

Direcções:

1. Colocar 1 jigger vodka padrão, 1 jigger sumo de arando de baixo teor calórico ou 2 colheres de chá de sumo de arando não adoçado e 2 colheres de sopa de água, 1 colher de sopa de sumo de lima, 2 a 3 gotas de concentrado de laranja e açúcar num agitador de bebidas meio picado com gelo. Agitar bem.

2. Sabor a doçura se utilizar sumo de arando não adoçado. Talvez seja necessário adicionar mais açúcar. Tender para um copo de martini. Aumento com uma pequena cunha de lima ou torção de uma tira de lima.

Nutrição:

- Calorias: 103 kcal

- Gordura: 0,2 g; Carboidratos: 1 g

- Açúcar: 0,1 g; Proteína: 7 g

50. Receita Tradicional de Mojito de Lima com Mel

Tempo de preparação: 5 minutos

Tempo de cozedura: 0 minutos

Porções: 1

Ingredientes:

- 8 folhas de menta

- 1 colher de chá de mel

- 2 colheres de chá de sumo de lima

- 1 jigger e Club soda

- Rum

- Guarnição: raminho de menta fresca

Direcções:

1. Colocar hortelã, um salpico de club soda, e o mel na base de um copo de highhball ou copo Tom Collins. Esmagar os ingredientes juntos. Habitualmente, um lamaçal, que se assemelha a um pau de madeira mais pequeno do que o normal, é utilizado para o conseguir. Seja como for, o cabo de uma colher de madeira ou espátula funciona bem.

2. Pressionar o sumo da cal para dentro do copo. Acrescentar o rum e misturar.

3. Encher o copo cerca de 3/4 do caminho cheio de gelo. Acabar com o club soda. Misturar, servir, e desfrutar.

4. No caso de servir num copo Collins, incluindo uma palhinha alta de bebida mista, dar um toque agradável e útil.

Nutrição:

- Calorias: 169 kcal

- Gordura: 0,5 g

- Carboidratos: 20 g

- Açúcar: 2 g

- Proteína 20 g

51. Creme de Leite de Coco de Amêndoa

Tempo de preparação: 10 minutos

Tempo de cozedura: 20 minutos

Porções: 4

Ingredientes:

- 2 chávenas de amêndoas em bruto

- 2 chávenas de água filtrada

- Creme de coco orgânico de 14,5 onças

- 2 colheres de chá de extracto puro de baunilha

Direcções:

1. Mergulhar a amêndoa crua com água filtrada e depois eliminar a água.

2. Coloque as amêndoas num liquidificador potente com 2 chávenas de água, creme de coco, e concentrado de baunilha. Misturar em alta durante 2 minutos.

3. Colocar um coador de trabalho sobre uma tigela ou um enorme copo de estimativa. Colocar um enorme saco de nozes sobre a peneira. Esvaziar a mistura de amêndoas no saco de nozes e dar-lhe uma oportunidade de esticar para dentro da tigela.

4. Fechar o saco de nozes e curvar em torno do mosto de amêndoa e pressionar. Prensar o coador para extrair o máximo possível do leite.

5. Armazenar na câmara frigorífica por até sete dias.

Nutrição:

- Calorias: 138 kca

- Gordura: 12,2 g

- Carboidratos: 2,8 g

- Açúcar: 0,7 g

- Proteína: 4,2 g

Conclusão

Assim, chegámos ao fim deste livro. Espero que o tenha achado útil para melhorar a sua saúde da tiróide. Como aprendemos, a tiróide é uma glândula muito importante e desempenha uma série de funções vitais, pelo que é necessário cuidar bem dela. Embora não exista uma dieta específica para a tiróide, os alimentos podem desempenhar um papel significativo para manter a tiróide saudável. Aqui estão algumas coisas finais a ter em mente para seguir em frente: Os alimentos que contêm nutrientes como iodo, selénio, e zinco ajudam a manter a tiróide em boas condições.

Deve incluir leite, queijo, gelado, peixe de água salgada, sal iodado, ovos inteiros, e algas marinhas na sua dieta porque são alimentos ricos em iodo. Escolha receitas que contenham camarão, atum, frango, peru, carne de vaca, presunto, ovos, pão feito com trigo integral, castanhas do Brasil, e farinha de aveia, para que o seu corpo obtenha uma quantidade suficiente de selénio.

Assegure-se de que a carne de porco, vaca, caranguejo, ostras, galinha, leguminosas, cereais fortificados, iogurte e sementes de abóbora façam parte das suas refeições. Isto irá satisfazer as necessidades do seu corpo em zinco. Além disso, faça questão de utilizar alimentos sem glúten se quiser manter a sua tiróide saudável.

Como sabe, os alimentos que contêm soja e goitrogénicos inibem as funções normais da tiróide. Tome-os com moderação ou evite-os o mais possível. Deve reduzir o consumo de tofu, miso, molho de soja, leite de soja, e edamame. Incluir quantidades muito pequenas de couves, couves russas, couves-de-bruxelas, couve-flor, couve-flor, brócolos e brócolos nas suas refeições, uma vez que estes têm goitrogénicos.

Outro factor importante que desempenha um papel na garantia de que a tiróide se mantém saudável é o seu estilo de vida. Deve tornar um hábito dormir durante pelo menos 7 a 8 horas à noite. Esteja consciente sobre os alimentos que come, por que come, e a velocidade a que come. Faça da meditação e do yoga uma parte da sua rotina diária.

Também pode fazer outras alterações benéficas, tais como usar o telefone sabiamente, evitando o plástico e o triclosan, incluindo exercícios aeróbicos ligeiros na sua rotina diária, e desistir do hábito de fumar.

Não se esqueça de rever as receitas e o plano de refeições para o ajudar a começar com a sua dieta amiga da tiróide. As receitas demoram apenas 20 minutos ou menos a preparar, pelo que terá muito tempo para fazer outras coisas. Como com a maioria das coisas, é melhor levar as coisas devagar e manter as coisas simples no início.

Assim, agora que sabe tudo o que precisa de fazer para uma tiróide saudável, é altura de implementar a informação. Não demore. Uma tiróide mais saudável e uma vida com melhor qualidade são possíveis. Desejo-lhe tudo de bom na sua viagem!

Espero que este livro o ajude a recuperar e a sentir-se de novo energizado. O resto da sua vida está à sua frente. Por isso, certifique-se de que o vive ao máximo!

Espero que este livro tenha sido capaz de o ajudar a compreender as causas, e termos comuns com a doença da Tiroidite de Hashimoto, hipotiroidismo e hipertiroidismo.

Erradicar a inflamação dentro do corpo é uma maratona, não um sprint. Requer esforço prolongado e aderência para que funcione. Requer consistência e persistência em pôr estes hábitos de vida positivos em acção todos os dias.

As dicas dietéticas contidas neste livro devem ajudá-lo a conseguir isto, ou pelo menos a pôr-se a caminho. Para o ajudar a aliviar a inflamação e os distúrbios auto-imunes em toda a linha. Ajudarão a difundir a doença de Crohn, Hashimotos, Psoríase, e Lúpus. Vão reduzir o inchaço e as dores articulares causadas pela osteoartrite e artrite.

A boa notícia é que agora pode corrigir isto. Para que possa seguir o caminho nutricional correcto. Espero ter-lhe dado alguma visão e orientação sobre como fazer isto. Portanto, não se limite a ler sobre este material e não faça nada. Isso seria um desperdício. Tente implementar hoje algumas das medidas de relaxamento e planos de refeições.

Não se preocupe, todos nós escorregamos de vez em quando. A ideia é acertar isto a maior parte das vezes. Viver e comer da forma correcta durante pelo menos 90% da sua semana. É assim que aliviará o pior de todos os problemas inflamatórios dentro do corpo, enquanto deixa um pouco de espaço para se manter são se precisar dele. Uma alimentação saudável é um processo, com o qual vale a pena começar, uma vez que os riscos podem ser elevados. Portanto, aproveite esta viagem e desejo-lhe todo o sucesso ao longo do caminho.

Lightning Source UK Ltd.
Milton Keynes UK
UKHW010652240621
386081UK00010B/558

9 781802 553666